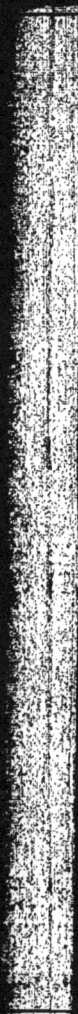
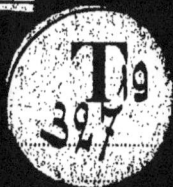

DES
SOURCES BIOLOGIQUES
DE LA
NOTION D'HUMANITÉ

PAR

LE DOCTEUR E. SÉMERIE

Médecin consultant à Vichy

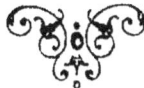

VICHY
WALLON, IMPRIMEUR

1883

DES

SOURCES BIOLOGIQUES

DE LA

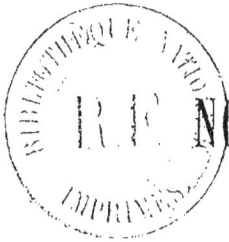

R. F. NOTION D'HUMANITÉ

PAR

LE DOCTEUR E. SÉMERIE

Médecin consultant à Vichy

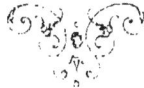

VICHY

WALLON, IMPRIMEUR

--

1883

SOURCES BIOLOGIQUES

NOTION D'HUMANITÉ

Il y a trois degrés de vitalité qui sont :

1° La *végétalité* ou vitalité fondamentale ;

2° L'*animalité* ou vitalité intermédiaire ;

3° La *socialité finale*, qui se confond, comme nous le verrons, avec l'Humanité.

Chacune de ces vitalités comporte trois lois fondamentales.

Celles de la végétalité sont :

1° La *vie* ou rénovation matérielle ;

2° La *mort* ou destruction individuelle ;

3° La *reproduction* ou conservation de l'espèce.

Le phénomène général ou *loi* de la vie consiste, selon la vue de Blainville, dans le double mouvement de composition et de décomposition propre aux tissus organisés.

Remarquons, en effet, que la matière est constamment et puissamment active. La prétendue inertie dont on l'a gratifiée et dont on ne la tire ensuite qu'avec des olympes de dieux, d'esprits ou de forces, n'est qu'un artifice logique propre à l'abstraction mathématique. Toute matière est active, mais non vivante, et la différence entre les corps simplement actifs et les corps vivants consiste précisément dans la fixité de composition des premiers opposée à la composition instable des seconds.

Car cette rénovation matérielle repose sur un mouvement continu d'absorption et d'exhalation que chaque masse vivante exerce sur le milieu correspondant, auquel elle emprunte des matériaux et restitue des produits ; et l'on comprend sans effort comment les conditions et perturbations du milieu influeront sur la régularité et l'intensité de cette sorte de tourbillon vital. Aussi l'harmonie entre les deux courants n'est-elle pas complète. Tantôt l'absorption l'emporte et l'être croît ; tantôt c'est l'exhalation et l'être décroît. C'est de cette insuffisance ou de cet excès de nutrition, que naît la maladie dont sont exempts les corps à composition fixe.

Supposons un milieu idéalement propice, ou rien ne vienne troubler l'équilibre entre l'absorption et l'exhalation et l'être sera immortel, comme les corps inorganiques. La nécessité de mourir ou de cesser de vivre n'est nullement contenue dans la notion de la vie et l'on ne doit pas s'étonner de voir les peuples primitifs, qui ne connaissent pas la différence précise entre le mouvement et la vie, accorder si facilement aux corps vivants l'éternité d'existence qu'ils constatent partout autour d'eux dans la nature. Ils n'ont qu'une idée très imparfaite de la mort, dans laquelle ils ne semblent voir qu'une manière immobile de vivre, et le Catholicisme lui-même qui n'est plus un dogme naïf, n'y voit qu'un phénomène transitoire, le passage à une autre manière d'exister, non seulement pour les âmes, mais aussi pour les corps. Et bien que ces idées aient aujourd'hui moins de créance, la certitude que nous avons de mourir ne découle pas cependant d'une nécessité logique, mais d'une immense induction qui n'a jamais été démentie.

Il importe de faire ressortir ces considérations pour bien établir l'indépendance de la loi de la mort qui, certainement, suppose la vie, mais n'en résulte pas. Aussi, si nous devons renoncer désormais aux rêves caressés par les religions antiques et prendre au sérieux notre mortalité, nous pouvons, en revanche, reprendre plus énergiquement le problème posé par Condorcet et traité par Hufeland, de la prolongation de la vie. Nous ne savons encore rien de précis sur les conditions qui régissent la longévité dans la hiérarchie biologique, depuis les éphémères qui vivent quelques heures jusqu'à certains végétaux qui durent des siècles. Dans les pays où l'action destructive de l'homme n'a pas pénétré, on trouve encore des arbres qui ont vu naître la religion du Christ. N'est-ce pas là un commencement d'immortalité ? La théorie générale de la mort est donc distincte, scientifiquement, de celle de la vie.

La troisième loi de végétalité est la loi de *reproduction*.

Elle repose sur cette admirable propriété qu'à tout être vivant de donner naissance à un être semblable à lui, et, malgré les théories jamais confirmées des partisans de la génération spontanée, cette propriété leur est aussi spéciale que celle de mourir. Sans doute, si l'on veut remonter à l'origine des choses terrestres, il est loisible d'admettre que la vie, quand elle a commencé de paraître sur notre globe, a dû sortir du monde inorganique ; mais, outre qu'il nous paraît bien difficile de reconstruire l'ensemble des événements cosmologiques qui ont permis cette première apparition, il est fort possible aussi que la terre, aujourd'hui astre obscur, tirant sa chaleur du soleil, ait perdu depuis longtemps sa puissance créatrice, et n'ait plus de force suffisante que pour perpétuer les produits de sa fécondité juvénile. Ce qui est certain, c'est qu'aujourd'hui tout être vivant sort d'un être vivant.

Rénovation matérielle, destruction individuelle, perpétuation de l'espèce ; toute l'histoire des végétaux est là, comme aussi la base végétative des deux vitalités supérieures.

Du deuxième degré de vitalité ou Animalité.

C'est par une modification du mode alimentaire que l'on passe de la végétalité à l'animalité. Tandis qu'une classe d'êtres organisés se suffit à elle-même dans un milieu convenable, en vivant directement aux dépens de la matière inorganique, et ce sont les végétaux, une autre classe ne peut vivre qu'aux dépens des premiers, et ce sont les animaux. Ils n'ont pas une puissance d'assimilation assez grande pour vivifier directement la matière inorganique, et ont besoin, pour leur rénovation corporelle, d'aliments ayant déjà vécu. Il faut donc qu'ils puissent *discerner* ces aliments, et les *saisir*, ce qui, comme on le voit, entraîne nécessairement l'apparition de deux attributs nouveaux, inconnus et inutiles au végétal : la *sensibilité* et la *contractilité*, qui deviennent les conditions nécessaires du mode d'alimentation qui définit l'animalité. Car, sans cette double aptitude à connaître d'abord et à modifier ensuite les corps extérieurs, l'existence animale serait incompréhensible. A ces deux attributs nouveaux correspondent deux éléments anatomiques nouveaux : le *tube* nerveux et la *fibre* musculaire.

La vie animale, à son début, est entièrement au service de la vie végétative. C'est uniquement pour se nourrir que l'être vivant ouvre des rapports avec ce qui l'entoure ; mais, si grossièrement égoïste que soit cette existence, elle est déjà supérieure à celle de la plante. La vie animale ou de relation est fondée ; elle pourra graduellement se développer et s'ennoblir.

Trois nouvelles lois générales la caractérisent :

1° *L'intermittence ;*
2° *L'habitude ;*
3° *Le perfectionnement.*

L'intermittence ou besoin alternatif d'activité et de repos est aussi essentielle à la vie animale que la rénovation matérielle à la vie végétative, et elle appartient à tous les organes de relation, tant extérieurs qu'intérieurs. C'est de la satisfaction de ce besoin que dépend le *plaisir ;* la *santé* étant relative à l'état continu des fonctions digestives.

L'habitude est l'aptitude à la reproduction spontanée des fonctions intermittentes. Elle dépend donc de la première loi sans en résulter. Instituée par Bichat,

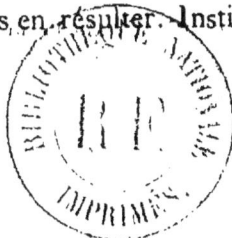

elle a été complétée par Cabanis, qui y a rattaché le phénomène de l'*imitation*, en faisant remarquer que l'aptitude à imiter autrui tient à celle de s'imiter soi-même ; ce qui nous conduit à la troisième loi ou loi de perfectionnement.

Elle consiste : statiquement, en ce que tout appareil animal se développe par l'exercice et s'atrophie par la désuétude ; dynamiquement, en ce que la répétition, surtout périodique, facilite chaque fonction intermittente, qui tend ainsi à devenir inaperçue ou involontaire.

En rapprochant cette dernière loi de la troisième loi de végétalité, on a la perfectibilité vitale ; car les perfectionnements quelconques réalisés chez l'individu par l'exercice, tendent à se perpétuer dans l'espèce par la génération, devenant ainsi naturels, d'artificiels qu'ils étaient d'abord.

Ainsi le mode d'alimentation propre à l'animalité donne naissance à de nouvelles fonctions exigeant de nouveaux organes, et l'on ne sera pas étonné, à mesure que l'être se complique et que ses relations augmentent, de trouver dans son fonctionnement des perturbations plus fréquentes. Aux affections purement végétatives viennent se joindre les altérations des sens et des muscles : névralgies, paralysies, contractures, etc. ; et de même que tous les principaux caractères de l'espèce humaine se retrouvent, à l'état rudimentaire, chez les vertébrés supérieurs, on retrouvera chez eux la plupart de nos maladies, y compris même la folie, mais beaucoup moins fréquentes et beaucoup moins compliquées.

C'est que plus on monte dans la série biologique,

plus l'ensemble des actes organiques dépend du cerveau, et que c'est de lui, en dernière analyse, que viennent les perturbations, surtout quand il a été développé par l'évolution sociale.

Du troisième degré de vitalité ou Socialité.

Une modification du régime alimentaire nous a conduits du premier degré de vitalité au second, le passage du second au troisième se fait d'une facon bien plus directe par la distinction entre les animaux insociables et les animaux sociables.

Ce passage ne se fait pas brusquement. Au début, avons-nous dit, l'être vivant n'a de rapports avec son milieu que pour chercher ses aliments et y déposer ses produits ; mais peu à peu les relations s'étendent et s'élèvent, ouvrant à l'animal, à l'apparition de chaque instinct, une porte nouvelle sur le monde des sensations, des désirs et de l'action. Un grand pas se fait à dater de la séparation des sexes, quand la reproduction cesse d'être une action solitaire. Nous voyons alors l'instinct sexuel, nouveau venu, avoir assez de puissance pour dominer momentanément l'instinct conservateur ; et aujourd'hui que les études biologiques ne sont plus altérées par la vieille doctrine cartésienne de l'automatisme, il n'est plus douteux pour personne que tout le manége du mâle pour se faire agréer, comme celui de la femelle pour se faire désirer, ne soient de la même nature morale que dans l'espèce humaine et qu'il n'y ait, chez les moindres animaux, sollicitation d'une part et assentiment plus ou moins volontaire de l'autre.

Du reste, un nouvel instinct, qui apparaît bientôt après, vient, selon l'expression d'Aug. Comte, compléter et ennoblir l'instinct sexuel et prolonger l'union des deux êtres. C'est l'instinct maternel, pendant la domination duquel le groupe reproducteur se voue tout entier à la conservation et à l'éducation des petits. Bien qu'entièrement égoïste encore et n'étant que l'amour de soi étendu à ce qu'on a produit, l'instinct maternel nous conduit, par ses réactions cérébrales, aux limites de la sociabilité ; car, dans la poule qui défend ses poussins, on peut constater non seulement une sollicitude qui peut aller jusqu'au courage héroïque et au sacrifice de sa vie, mais encore des combinaisons intellectuelles qui dépassent de beaucoup les besoins du moment. Il y a donc ébauche de la liaison de l'avenir au passé. Le premier élément de la vie social est fondé : la Famille.

Supposons maintenant l'espèce sociable et elle tendra non seulement à conserver l'état familial au-delà du temps des amours et des petits, mais aussi à grouper plusieurs familles qui préféreront le charme des relations, une fois ressenti, au solitaire égoïsme. Voilà donc la société constituée avec un certain degré de coopération active et continue de chaque membre à la conservation commune. Nous sommes loin de l'égoïsme initial. L'animal apprend à se considérer comme membre d'une collectivité à laquelle il voue une partie de son activité.

Vivre pour autrui, qui est la formule définitive de la morale sociale, a, comme on le voit, ses racines dans les sociétés animales.

Tout l'ensemble de l'appareil cérébral sera encore

développé en passant des herbivores aux carnivores, chez lesquels nous trouvons, selon une loi déjà connue, une moindre puissance assimilatrice unie à une activité et une énergie plus grande des fonctions supérieures, même affectives. Le triste besoin de détruire pour vivre, qui semblait être et qui est, en effet, dans une certaine mesure, un obstacle à la socialité, lui a pourtant rendu indirectement service, et c'est une race carnassière qui l'a emporté sur toutes les autres. Pour remplir toujours cette terrible poche stomacale, qui toujours se vide, il ne suffit plus de saisir un aliment à sa portée, mais de poursuivre un repas vivant qui sait fuir et se défendre ; et l'on comprend sans peine comment une telle nécessité journalière exige d'efforts et de combinaisons et développe par conséquent les sens, les muscles et aussi l'intelligence et l'activité.

Tous ces groupes animaux, y compris les groupes humains, cherchant naturellement à vivre et à se développer aux dépens des autres, se trouvent donc en lutte sur tous les points du globe. Le premier grand problème politique qui se pose à l'origine des sociétés est celui de la possession de la terre et de la prépondérance d'une espèce sur les autres. Ce devait être certainement une espèce carnivore et une espèce sociable, mais rien n'était moins sûr que le triomphe définitif de l'espèce humaine luttant contre des adversaires dont beaucoup étaient plus grands, plus forts et mieux armés ; car sa supériorité intellectuelle aujourd'hui si incontestable, tient surtout au développement social, et n'est pas très apparente chez l'homme primitif.

Ce qu'il y a de certain, c'est que cette lutte a été

longue et que, de nos jours encore, bien que l'issue n'en soit pas douteuse, la conquête n'est pas terminée. Dans l'Inde seulement, les statistiques officielles les plus récentes accusent vingt mille êtres humains succombant sous la piqûre des serpents ou la dent des tigres, et si l'on admet la doctrine récente sur l'origine microbique des maladies épidémiques et infectieuses, on voit quel monde nouveau d'ennemis nous avons encore à surmonter pour parvenir à la libre et tranquille possession du domaine terrestre ; car la lutte, ne l'oublions pas, ne se bornait pas et ne se borne pas seulement aux animaux, mais encore aux végétaux et à leur terrible puissance reproductive.

Nous arrivons donc à cette notion essentiellement positive, que chaque groupe animal tend spontanément à se perpétuer et à se développer. Supposons que chacun d'eux ait pu avoir sa planète, ou que la terre fût partagée en damiers séparés entre eux par des montagnes infranchissables, et l'on aurait eu alors plusieurs civilisations animales. L'hypothèse est probablement réalisée sur d'autres planètes, pour les grands animaux, et elle l'est même parmi nous pour les petits dont l'exiguité n'est pas un obstacle au développement de l'homme, comme les fourmis, les abeilles, les termites. Toutefois, même pour ces petits, il faut considérer la victoire de l'homme comme ayant empêché leur complet épanouissement, et l'on ne doit voir, dans l'état où se présentent aujourd'hui toutes les sociétés animales, que des civilisations avortées qui n'ont plus d'autre alternative que de se soumettre à l'espèce prépondérante ou d'être détruites, comme il est arrivé d'ailleurs à certaines civilisations avancées, le jour où la planète étant conquise sur les animaux, s'est posé le second grand problème politique, qui était de savoir à laquelle des races humaines appartiendrait la domination.

Nous n'avons pas à aborder ce sujet ; nous le mentionnons seulement pour faire comprendre comment le troisième mode de vitalité, bien que commun à tous les êtres sociables, et ayant par conséquent sa racine dans la zoologie, ne se réalise suffisamment que dans l'espèce humaine, et comment la *socialité*, comme nous l'avons dit au début de cet article, se confond avec l'Humanité qui seule peut évoluer librement sur ce globe, selon les lois qui lui sont certainement communes avec tous les animaux supérieurs, mais que seule elle peut manifester convenablement.

Ces lois, qui règlent l'évolution collective, forment un nouveau groupe tertiaire relatif aux trois régions cérébrales : intellectuelle, active et affective.

La première, connue aujourd'hui de tous les penseurs, règle la marche des opinions humaines qui présentent toujours la succession *des trois états théologique ou fictif, métaphysique ou abstrait et scientifique ou positif, avec une vitesse proportionnelle à la généralité des phénomènes correspondants;*

La seconde explique le développement de l'activité humaine qui est d'abord *conquérante, puis défensive, puis industrielle;*

La troisième, relative au sentiment, établit que *la sociabilité, d'abord purement domestique, devient ensuite civique, puis universelle.*

Comme dans les deux séries précédentes, chacune

de ces lois est subordonnée à la précédente, sans en résulter. Il est évident, par exemple, que les opinions indémontrables de la théologie concordent avec les pouvoirs indiscutables de la vie militaire, et bien plus évidemment encore, la connaissance des lois naturelles des phénomènes, va de pair avec l'activité industrielle qui modifie ces phénomènes à son profit. Mais il est tout aussi incontestable que la prédominance de l'esprit scientifique établissant sans effort sur toute la planète l'unité de croyance et l'activité pacifique tend à éteindre les haines nationales et à favoriser le développement de l'amour universel, qui peut alors, sans contradiction, envelopper dans une même union, toute la population humaine, remonter au passé enfin expliqué, vivre dans l'avenir qu'on prépare, et, embrassant dans la grande synthèse subjective les animaux, et même les corps inorganiques, auxquels l'amour peut se prendre comme aux corps vivants, construire enfin l'unité affective du cerveau comme la science a construit son unité intellectuelle.

De l'ensemble de ces considérations, il résulte que l'Humanité n'est pas, comme affectent encore de le croire certains esprits, un simple concept, un mot abstrait résumant l'ensemble de nos plus hautes fonctions morales, comme la *charité*, le *dévouement* ou la *bonté;* mais que ce mot représente aussi le grand Être collectif en qui et par qui ces fonctions acquièrent leur apogée. Être collectif de même nature et aussi réel que la Patrie qu'il domine et renferme, n'étant que la Patrie étendue jusqu'à ses limites naturelles, qui sont celles de la planète. On ne peut donc pas plus nier la réalité de l'une que celle de l'autre, et comment la nierait-on, quand la théorie évolutive, remplaçant la théorie révolutionnaire, nous la montre lumineuse, réalisant, par le concours des générations, des progrès qu'aucun individu, si grand fût-il, n'aurait osé entreprendre ou même concevoir ? N'a-t-elle pas son passé, son avenir, ses traditions ? N'a-t-elle pas conquis, aménagé et civilisé le sol, domestiqué les animaux utiles, créé les arts, la morale, la science et l'industrie ? Celui même qui la raille et la nie ne peut le faire que par le langage qu'elle lui a donné et qu'aucun effort individuel n'a jamais pu construire. De telles acquisitions et de tels résultats ne sont pas les produits d'un concept abstrait, *flatus vocis*, mais d'un être collectif réel : l'HUMANITÉ.

Nous nous bornons pour aujourd'hui à cette simple démonstration, nous réservant de développer une autre fois les conséquences qui en résultent pour la théorie de la maladie.

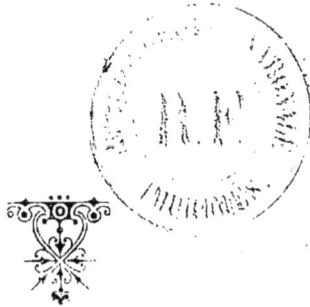

Vichy — Imp. Wallon

www.ingramcontent.com/pod-product-compliance
Lightning Source LLC
Chambersburg PA
CBHW050446210326
41520CB00019B/6092